外科的矯正治療
カラーアトラス

Color Atlas of Orthognathic Treatment

上山吉哉・森 悦秀 ［編著］
Yoshiya Ueyama, Yoshihide Mori

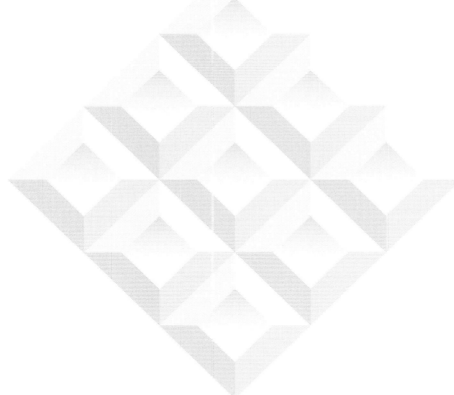

九州大学出版会

序文

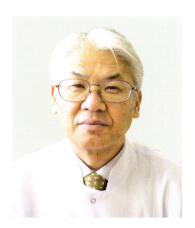

　この度『外科的矯正治療カラーアトラス』を刊行するはこびとなりました．

　外科的矯正治療は，現在では口腔外科学手術の中で大きなウエイトを占めており口腔外科医として習得しておかねばならない手術の1つです．外科的矯正治療は画一化しているので，一度習得すると後は容易に行えます．手術自体は基本に忠実に行えば合併症を生じる可能性はほとんどありません．ただ術野が狭く直視しにくいため雑な対応をすれば思わぬ出血を招いたり顎骨の骨折をきたしたりすることがあります．そのため手術を施行するにあたっては確実に明示する箇所・確認する場所を熟知して手術を進めることが必要です．

　外科的矯正治療の術式に関する書物はすでに多く出版されています．それでもあえて今回新たに本書を刊行しましたのは，これまでの手術書の多くがどれも同じような図を用い記載も通り一辺で無味乾燥な内容になっており，重要な個所やコツなど実際に手術を行うにあたり「かゆいところに手が届く」ような実践的な書物はほとんど見当たらなかったためです．本書では本疾患に用いられる手術術式の大部分を占める下顎の下顎枝矢状分割術・下顎枝垂直骨切り術，上顎では Le Fort Ⅰ型骨切り術に絞って実際の手術時の症例写真と，それに合わせ術式と筆者の経験から得られた注意点やコツについて記載しており，初心者に役立つ内容になっています．さらに本書の特徴は，外科的矯正治療に特化した術前術後の患者管理について麻酔医の立場からも書かれていることです．この内容は術者も患者管理のため必要な知識です．このように本書は外科的矯正治療を行うにあたって手術術式から患者管理までわかりやすく書かれた入門書です．

　顎変形症はこの疾患によって即命にかかわるといった病気ではありません．外科的矯正治療の大きな目的は咬合機能の回復であり，それによって審美にも影響してきます．そのため手術は計画通りトラブルなく無事終了する必要があります．成功して当たり前の手術です．術後に後遺症が発症しては如何に咬合が回復していても失敗です．確実に手術を遂行し終了することが重要です．そのことを肝に銘じて手術に臨んでいただければと思います．

　本書がその目的のために少しでもお役に立てれば幸いです．

　　2017 年 3 月吉日

　　　　　　　　　　　　　　　　　　　　　　　　　　上山吉哉

序文 ──外科的矯正治療──

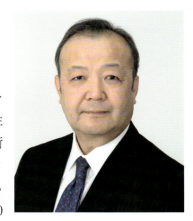

　現在の顎矯正手術を理解するために，その発展の歴史を繙いてみたい．顎矯正手術の創始者は，1849年に若い女性の顔面火傷瘢痕治療の一環として下顎前歯部歯槽骨切り術を行った，Simon P. Hullihen（ウェストバージニア，アメリカ合衆国）であることが知られている．彼は外科医であったが，1843年に Baltimore College of Dental Surgery（1840年世界初創設）から歯科の名誉学位を受け，口腔外科医として活動した．一方，ヨーロッパでは顎矯正手術はまだ盛んではなかったものの，1897年に Berger（リヨン，フランス）が下顎頭切除による顎矯正手術を発表している．矯正歯科医の Edward Angle と共に活動していた Vilray Blair（セントルイス，アメリカ合衆国）が 1907 年の著書 *Operations on the Jaw-Bone and Face* の中で顎変形症を分類し，下顎骨体骨切り術，下顎枝水平骨切り術などを紹介した．また彼は「理想に近い咬合が最善の顔貌を作ることはまれである」（顔貌に配慮した設計が必要である）ことを指摘し，矯正歯科医と口腔外科医の協働が必要であると述べた．しかし，第1次世界大戦のため合衆国では顎矯正手術まで口腔外科医の手が回らなくなった．1931年に F. Kostecka（プラハ，チェコ）は，Blair の下顎枝水平骨切り術を，線鋸を用いて改良した．この下顎枝水平骨切り術は，操作は簡便であったが後戻りや開咬が頻繁に生じたため，1920年から1940年の間に様々な術式がヨーロッパ各国で考案された．しかしながら第2次世界大戦により顎矯正手術は下火となった．

　現在の顎矯正手術は，戦後の中央ヨーロッパ，特にウィーンとグラーツ（オーストリア），さらにベルリンとハンブルグ（旧西ドイツ）で創成された．ウィーンスクールの創始者は Pichler で，その弟子で後にグラーツに移った R. Trauner が発展させた．Trauner は 1955 年に下顎枝逆 L 字型骨切り術を発表した他，Heinz Köle，Hugo Obwegeser を育てた．ベルリンでは Martin Wassmund が口腔顎顎面外科の分野で重要な役割を果たしたドイツスクールを開始した．1935年に上顎前歯部歯槽骨切り術（Wassmund 法）を発表するとともに，Karl Schuchardt（上顎臼歯部歯槽骨切り術，1955年）を育てた．グラーツで Trauner の後任となった Köle は 1959 年に上下顎前歯部歯槽骨切り術（Köle 法）を，1968 年にオトガイ形成術を発表した．Obwegeser は 1955 年に有名な下顎枝矢状分割術を発表し，翌 1956 年にチューリッヒ（スイス）に移った．この術式は 1958 年に Dal-Pont によって下顎の前方移動に対応できるよう改良され，外側骨切り線が前方に移された．内側の骨切り

線は short lingual と記述されているが，このことはあまり知られていない．Obwegeser は1960年から上顎骨骨切りを始め，1969年に Le Fort I 型骨切り術を発表した．上顎骨骨切り術はこれ以前にも少数行われていたが，Obwegeser がこれを広めたことは明らかで，1970年代には名匠の顎矯正手術を見るため，世界中からチューリッヒに口腔外科医が集まった．

　一方，戦後の合衆国では下顎骨体部ステップ骨切り術（J. M. Converse, 1952年）など，垂直骨切り術を含む様々な下顎骨骨切り術が考案された（Caldwell and Letterman, 1954年；Robinson, 1956年など）．ヨーロッパに比べて約10年遅れての顎矯正手術再開であったが，1970年代後半から1980年代には技術的に追いついた．この時期に良い教科書が合衆国で作られたことは特筆される（Bell, 1980年；Bell, 1985年；Epker and Fish, 1986年；Profitt and White, 1991年）．日本に顎矯正手術が紹介されたのも1970年代である．

　その他の重要な進歩として，上下顎移動術の同時実施が挙げられる．Köle が1959年に上下顎前歯部歯槽骨切り術を発表していたが，1970年に Obwegeser は Le Fort I 型骨切り術と下顎枝矢状分割術による上下顎移動術を発表し，この手法はその後急速に広まった．これは全身麻酔の進歩と固定材料開発により実現されたものである．下顎枝矢状分割術において，ステンレスワイヤーによって骨縫合あるいは囲繞結紮で固定されていた近位骨片は，1974年に Bernd Spiessl（ドイツ）によって AO（Arbeitsgemeinschaft für Osteosynthesefragen）理論に基づいてコンプレッションスクリューで固定された．しかしながら，彼はこの方法で後戻りを防げなかったと述べ，rigid fixation が後戻りを防ぐと考えていた口腔外科医との間に論争が起こった．これは当時，顎関節の位置については十分な考察と理解がなされていなかったことが原因と考えられる．さらに，Hans Luhr（ドイツ）は1970年前半にフランスで制作されたミニプレートに倣って，独自のシステムを1979年に開発した．Spiessl や Luhr は骨癒合にコンプレッションが必要と考えていたが，コンプレッションをかけないプレートシステムが開発され（Champy, 1976年；Steinhäuser, 1979年），コンプレッションの要否が論争となった．現在では，顎矯正手術においてコンプレッションは咬合の調整に障害になると考えられ，コンプレッションをかけないシステムが採用されている．また，Luhr は顎関節の位置を保つための復位システムを考案している（1985年）．スクリューやプレートはより安定した固定をもたらすことが認知され，現在では rigid fixation と考えられる貫通型スクリューから semi-rigid fixation と考えられるミニプレートまで，術者の考えにより様々な強度の固定が行われている．ミニプレートは上顎骨の固定にも有用であり，広く普及している．より固定力を向上させるため，プレートとスクリューが固定されるロッキングシステムも考案され，いくつかのシステムが上市されている．一方，骨切削器具も大きく進化し，手用鋸およびドリルから，電動モータ式の様々な種類の鋸（レシプロ，サジタル，オシレート）およびドリルに加え，近年ではピエゾ素子

で発生させた超音波で鋸を駆動するピエゾサージェリーが普及し，手術の安全性向上に寄与している．

　顎矯正手術における顎関節の位置の重要性については，合衆国の矯正歯科医であったRonald H. Roth が認識し（1975年），その治療法が Roth Prescription の中に述べられている．また，矯正治療ではアンカースクリューやアンカープレートなど，矯正用インプラントシステムが開発され，術前矯正治療の方法を大きく変えようとしている．さらに，近年では閉塞性睡眠時無呼吸と顎形態の関係についても注目され，顎矯正手術は咬合だけでなく全身の健康に影響を及ぼす治療として認識されつつある．顎矯正手術は全身麻酔，手術器具，術後管理の進歩により安全性は飛躍的に向上して社会に受け入れられてきたが，まだ術中，術後の偶発症や PCR（Progressive Condylar Resorption）など対応すべき問題が残されている．また，今般他領域で盛んに導入されるようになった低侵襲手術の開発など，イノベーションが必要で，今後のさらなる発展が望まれる．

2017 年 3 月

森　悦秀

参考文献
1) Steinhäuser E.W.（1996）: Historical development of orthognathic surgery. J Cranio Maxillofac Surg 24, 195–204.
2) 森　昌彦（2013）: 近代医療の暁 2. 第 1 版 , 第一歯科出版 , 東京 .
3) Dal Pont G.（1961）: Retromolar osteotomy for the correction of prognathism. J Oral Surg Anesth Hosp D Serv 19, 42–47.

目次

第3部　周術期管理

第4部　症例報告

第1部　矯正

第1章　サージカルスプリントの作製

はじめに

　サージカルスプリントは，外科的矯正治療の手術の際に上下顎の位置決めを頭蓋に対して正確に行う，あるいは上下顎の相対的関係を正しく位置づけるためのガイドとなる．

　上下顎移動術の場合，術前の状態を再現するスプリント（ゼロスプリント），上顎の位置決定に用いるスプリント（ファーストスプリント），下顎の位置決定に用いるスプリント（セカンドスプリントもしくはファイナルスプリント）と複数のスプリントを作製することがある．

　以下に上下顎移動術を想定した，サージカルスプリント作製の手順を記載する．

1．フェイスボウトランスファー

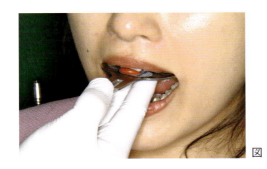

図1

　上下顎移動術の場合，頭蓋に対して上顎を正確に位置づけすることが治療目標到達のためのポイントとなる．よって，術前の上顎の位置を記録し咬合器に再現するために，フェイスボウトランスファーを行う．本項では，我々が普段使用しているSAM®システムを用いてフェイスボウトランスファーの例を示す．

　まず，口腔内にトランスファーフォークを位置づける．その際にバイトタブ（Panadent®）やモデリングコンパウンドをフォーク上面に接着して軟化させ，歯列を印記する（図1）．バイトフォークに歯列が印記されたら，一旦口腔外に取り出し完全硬化させる（図2）．　そ

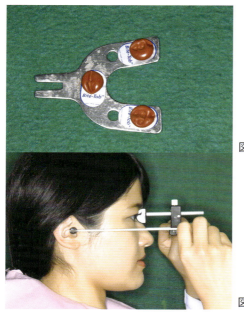

図 2

の後，上顎歯列にバイトフォークが干渉なく戻ること，バイトフォークを上顎歯列咬合面に押し当てて前後左右，上下にずれがないことを確かめる．

次に，患者にフェイスボウを維持してもらいつつ，フェイスボウの幅を調整してイヤピースを外耳道に挿入し，幅を固定する．フェイスボウを維持したまま，フェイスボウをフランクフルト（FH）平面に平行に位置づけ，ナジオンリレーターをナジオン部に接触させ，フェイスボウが自重で下がらないように調整する（図3）．

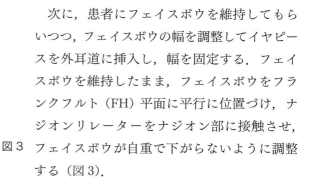

図 3

その後，トランスファーフォークアセンブリを緩めたままフェイスボウに固定し，トランスファーアセンブリに無理な力がかからない状態でトランスファーフォークとトランスファーアセンブリを固定する（図4）．その際，トランスファーフォークの下にロール綿を置き，患者に咬合してもらうとトランスファーフォークが安定してアセンブリを固定しやすい（図4）．

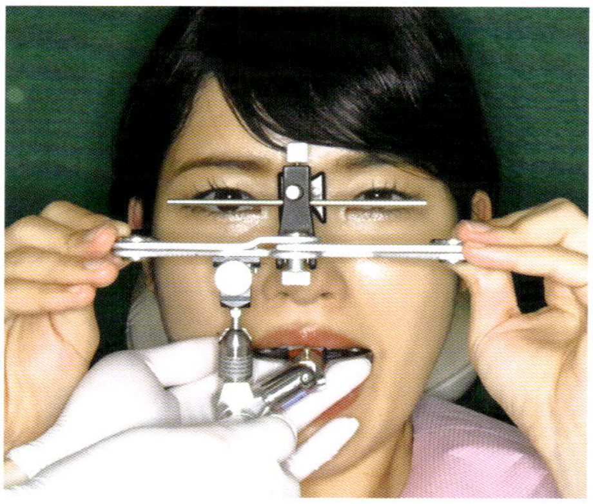

図 4

最後に正面からフェイスボウの位置づけを修正する．正面からは，瞳孔間を結んだラインが瞳孔間水平器と平行になるよう位置づけられていることを確認する（図5）．

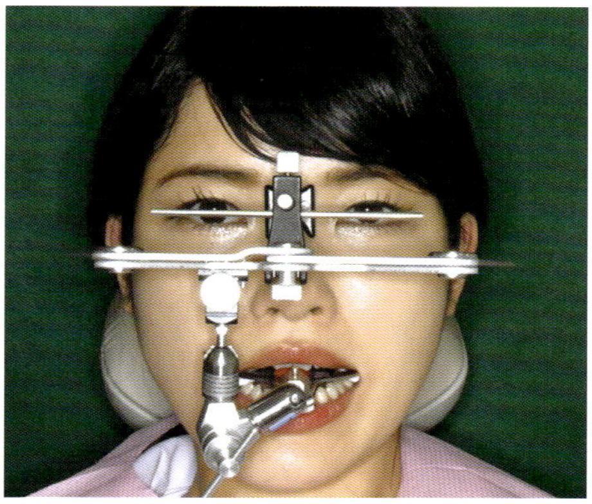

図 5

側方からは，フェイスボウがFH平面と平行であるかを再度確認する（図6）．

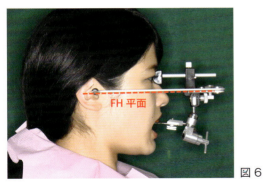

図6

全てのネジが固定されているのを確認し，フェイスボウの幅調整ネジのみをゆるめて，全体を一塊として撤去する（図7）．

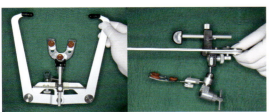

図7

2. 上顎模型の位置づけおよびマウント

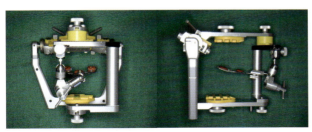

図8

咬合器の下弓にトランスファースタンドを取り付けた後に，トランスファーアセンブリをフェイスボウから外し，取り付ける．これにより咬合器上に上顎の模型の位置を再現することができる（図8）．

次に上顎の模型を上弓のマウンティングプレートに石膏で固定・装着する（図9）．

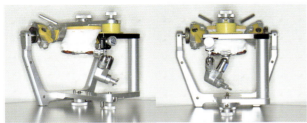

図9

この時，アセンブリのネジが緩まないように注意が必要である．また，模型の重みでたわみが生じていないことも確認が必要である．

3．術前の咬合の再現とゼロスプリントの作製

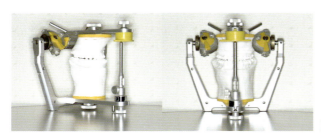

図 10

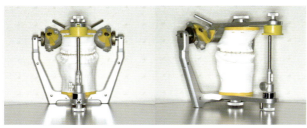

図 11

　インサイザルピンを固定し，現在のバイトを元に下顎の模型を下弓のマウンティングプレートに装着する（図 10）．

　この術前の咬合を再現した咬合器上で，レジンにてゼロスプリントを作製する．このスプリントは，上顎を離断したのちに術前の上顎と下顎との位置関係を再現するために用いられる．よって，スプリントの上下顎が咬合している部分は可及的に薄く作製し，上弓の浮き上がりがないことを確認する（図 11）．

　また，実際の患者の口腔内に装着できることを，執刀医，矯正医ともに術前に確認しておくことも重要である．

4.　上顎模型の計測とモデルサージェリー

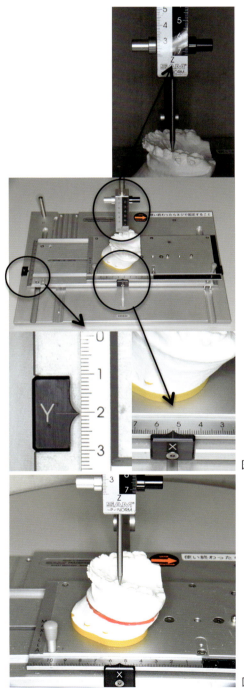

図12

図13

咬合器の上弓から上顎模型を取り外し，リファレンスメジャメントインストゥルメント（図12：中段）に固定する．この装置は，模型の基底面，すなわちFH平面を基準平面として，模型上の任意のポイントの三次元座標を計測する装置である．上顎の模型を用いたモデルサージェリーに先立って，事前に複数のポイントの座標を計測しておくことで，三次元的移動量をより正確に把握することが可能となる．

　我々は，左右の切歯切縁中央（U1），犬歯尖頭，大臼歯の信頼の置ける咬頭もしくは小窩（Mo），そして正中（中切歯間接触点）の7点のX，Y，Z座標の値を記録することが多い（図12：右下・左下・上）．計測点は，繰り返しの計測でも同一の点が計測できるよう，模型上に印記しておく．

　ついで，上顎模型のマウント部分を実際の骨切りラインに近い角度で離断し，セファロを用いた移動予測（ペーパーサージェリー）の値に基づき，模型の移動を行う（モデルサージェリー）．なお，モデルサージェリーの際は，ペーパーサージェリーの移動予測量と誤差0.5ミリ以下に収めることが望ましい．目標の移動量が達成できたか，模型を調節しながら繰り返し計測し，模型の微調整を行う（図13）．

　正確な移動量を達成した後に，模型をワックス等で最終的に固定する際は，ワックスの収縮や変形に特に注意が必要である．また，引き続き作製するファーストスプリントの技

工時に，模型がマウンティングプレート側から外れないよう，レジンで固定する等工夫をこらす必要がある．

5. ペーパーサージェリー

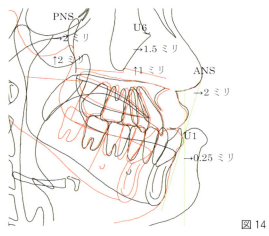

図14

ペーパーサージェリー　（下顔面の拡大図）
黒：移動前，赤：移動後，緑：リファレンスライン
上顎：2ミリ前方移動（ANS，PNS とも）＋後方
部2ミリ上方移動（PNS）が計画された例

表 1

移動前	U6(右)	U1	U6(左)
X (mm)	53	73.25	52.25
Y (mm)	-20.5	-1.25	20.5
Z (mm)	34.25	31	34

表 2

移動後	U6(右)	U1	U6(左)
X (mm)	54.5	73.5	53.75
Y (mm)	-20.5	-1.25	20.5
Z (mm)	33.25	31	33

ペーパーサージェリーでは，ANS や PNS 等の移動量を移動予測値として示すことが多いが，リファレンスメジャメントインストゥルメントで計測できるのは基本的に歯のポイントである．よって，ペーパーサージェリー上で，上記計測ポイントに対応した歯の点の移動量（X，Z に対応）を予め計測しておく必要がある（図14）．

　図14の例は，ANS，PNS において2ミリ前方移動，PNS において2ミリ上方移動を行うよう計画したものである．実際の中切歯の前後的な移動量（左1：X）は前方へ0.25ミリ，大臼歯の前後的移動量（右6：X，左6：X）は前方へ1.5ミリ，大臼歯の垂直的移動量（右6：Z，左6：Z）は上方へ1ミリとなっていることに注意が必要である．この症例においてリファレンスメジャメントインストゥルメントで実際に模型を計測した移動前の数値（表1），および移動後の数値（表2）を示す．ペーパーサージェリー時に計測した移動量が，模型の計測でほぼ達成されていることがわかる．

6.　上顎模型（モデルサージェリー後）の装着および
　　ファーストスプリントの作製

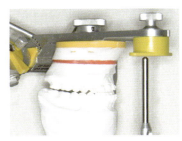

図15

　咬合器の上弓にモデルサージェリー後の上顎模型を装着する（図15）．これにより咬合器上に上顎骨移動後の上顎の位置を再現することができる．

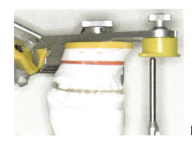

図16

　この咬合器上で，レジンにてファーストスプリントを作製する．このスプリントは，上顎を離断したのちに下顎との位置関係を基準に上顎の位置を手術中に決定するために用いられる．この症例の場合は，臼歯部にスペースがあり，PNS部分の上方移動が再現された厚みのあるスプリントを作製することになる．（図16）．

7.　セカンド（ファイナル）スプリント作製

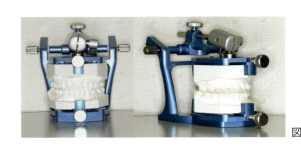

図17

　プラスターレス咬合器に上下顎模型を装着し，最大の咬合接触が得られる状態で固定する（図17）．この咬合器上で，レジンにてセカンド（ファイナル）スプリントを作製する．このスプリントは，上顎の位置決めの後下顎を移動させた際に上顎と咬合させ，緊密な顎間固定を行うために用いる．よって，スプリントの上下顎が咬合している部分は可及的に薄く作製することが重要である．

　ファーストスプリント・セカンドス
プリント共に，実際の患者の口腔内の上
顎・下顎それぞれに装着でき，遊びがな
いことを，執刀医，矯正医ともに術前に
確認しておく．

（春山直人・高橋一郎）

第2章　顎関節の筋骨格位

はじめに

　術前後の顎関節の位置の変化，特に下顎頭の前後的な位置の変化は顎矯正手術の治療の良否を左右する重要な因子である．そのため，われわれは筋骨格位を術前に評価し，その位置でゼロスプリントを作成している．

1．術前スプリントの作製

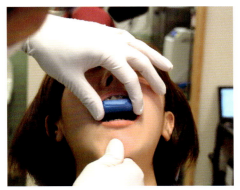

図1

　まず中心位での顎位でマウントするためにバイトを取り，フェイスボウとバイトフォークを使用して，平均値マウントを行い，オペ前スプリントを作製する（青いものがバイトワックス）．

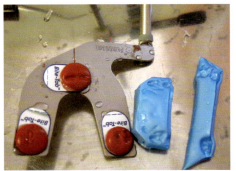

図2

2. スプリントの調整

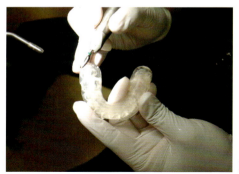

図3

　約3ヶ月間，歯磨きの時以外は装着してもらい（食事中も），2−3週間に一度調節に来院してもらう．この時バイラテラルマニピュレーション法で顎位を誘導しながらスプリントの調整を行う．

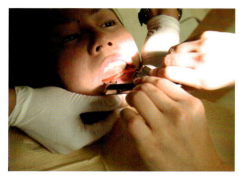

図4

3. トゥルーヒンジアキシス

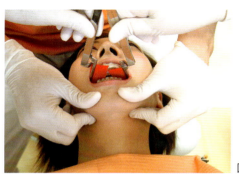

図5

　顎位が安定してきたらトゥルーヒンジアキシスを試行錯誤法で求め，咬合器にトランスファーする．

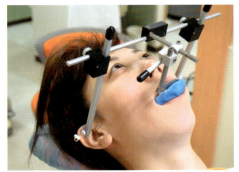

図6

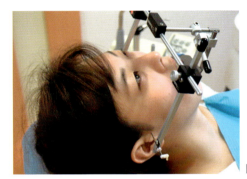

図7

4. 中間スプリントとファイナルスプリントの作製

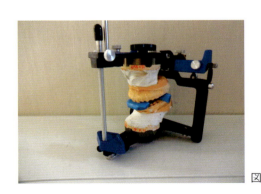

図8

　咬合器に再度マウントして中間スプリントとファイナルスプリントを作製する．マウントした上顎をオルソグナティックリレーターに装着し，上顎を顔面写真，セファロ，模型計測より導き出した位置まで移動する．この移動した上顎に対して，下顎にオーバーコレクトを組み込みマウントしてファイナルスプリントを作製する．

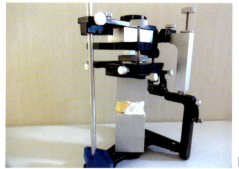

図 9

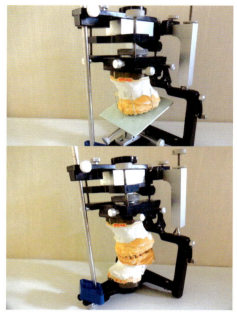

図 10

（宮脇雄一郎）

第 2 部　口腔外科

第1章 下顎枝矢状分割術
（Sagittal Splitting Ramus Osteotomy）

はじめに

　下顎枝矢状分割法（Sagittal Splitting Ramus Osteotomy，SSRO）は，分割骨片間の接触面積が大きく，種々の方向への移動に際して適応範囲が広い．現在では，Obwegeser–Dal Pont法を用いる施設が多いが，その用途により様々なバリエーションがある．

1．切開線

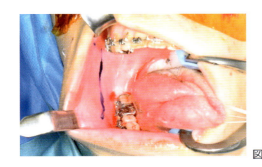

図1

　耳下腺の開口部をマーキングした後，外斜線の前縁に沿って，上顎の咬合平面の高さから，下顎第一大臼歯歯肉頬移行部よりやや外側付近まで切開線を設定する．

2．切開・剥離

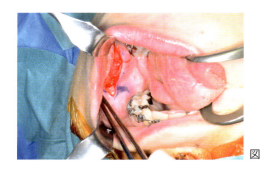

図2

No.10 のメスを用いて上方より粘膜に垂直に，頬筋の筋層が見えるまで切開を行う．次に，メスの向きを骨に垂直に変え，下方より骨膜切開を行う．まず，頬側を骨膜下に剥離を進め，下顎下縁まで剥離し，プロゲニハーケン大を装着する．さらに下顎枝鉤（M字鉤）を筋突起の前縁に沿わせ明示する．筋突起の上端が明示できれば，内側に剥離を進め下顎切痕を触知する．その部位より下方に剥離を行い，剥離が行えればプロゲニハーケン小を装着する．この時，下顎枝後縁の剥離はガーゼを用いて鈍的に行うこともある．

3．骨切り

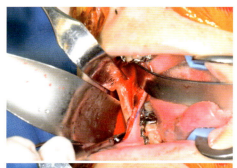

図3

下顎枝鉤（M字鉤）で下顎枝前縁を上方に剥離し，プロゲニハーケンをやや，斜めにし，三角形の部分を作り，サージカルソーの入るスペースを確保し，内外側の骨切りを行う．

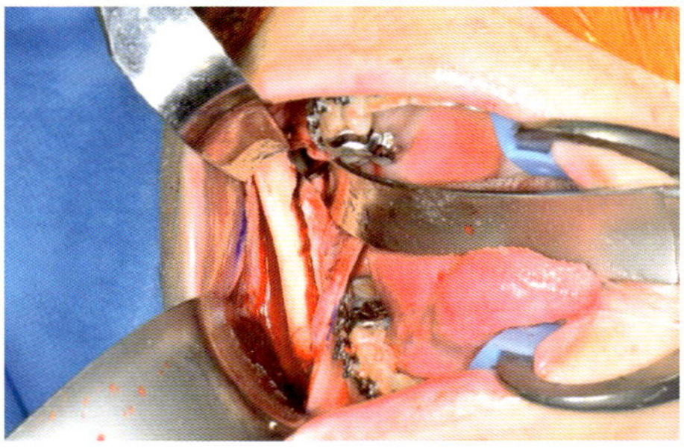

図4

下顎枝前縁に，リンデマンバーを用いて，グルーブを形成する．
　リンデマンバーを用いて，グルーブをつなげ骨切り線を作製する．
　次に，ゼロスプリントを介して顎間固定を行い，復位システムを装着する（復位システムに関しては第2部第4章参照）．

4．分割

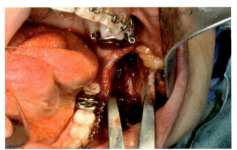

図 5

　マイサーを用いて，近位骨片の皮質骨内側面を沿うように分割していく．ある程度分割できたところで，セパレータを用いて分割できていないところを確認し，確実に分割を行う．

5．顎間固定

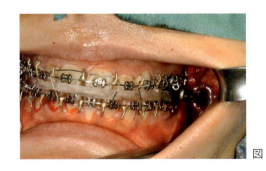

図 6

　ファイナルスプリントを介して顎間固定を行う．このとき，手指による整復が容易であることを確認し，困難なときは茎突下顎靭帯の遠位骨片からの剥離を，エレバトリウムや粘膜剥離子（曲）を用いて十分に行う．

6．固定

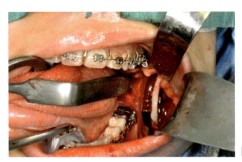

図 7

　顎間固定を行ったままで，復位システムを装着し，固定を行う．当科では，復位システムを用いるため，骨片間に空隙が生じる．固定は，プレートや φ 2.7mm 貫通ネジを用いて強固に行う．

（熊丸　渉・杉山悟郎）

第2章　下顎枝垂直骨切り術
（Intra-Oral Vertical Ramus Osteotomy）

はじめに

　下顎枝垂直骨切り術（Intra-Oral Vertical Ramus Osteotomy, IVRO）は，下顎枝矢状分割術（SSRO）と並び，臨床では頻用される術式である．下歯槽神経の損傷を回避できるなどの利点がある一方で，下顎骨後方移動に対してしか用いることができないなどの欠点もある．

1．切開線

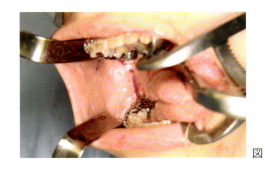

図1

　開口器を装着し十分に開口させた状態で手術を開始する．耳下腺乳頭に注意し上顎咬合平面相当の高さで下顎枝前縁から粘膜切開を加え下顎第一大臼歯頬側に至る粘膜切開を加える．前方で骨膜を垂直に切開し，骨膜下で剥離を進め下顎下縁を確認する．さらに下顎枝前縁に沿って切開を追加し上方に剥離を進める．上方で筋突起付着部をしっかり内外側に剥離しておくと下顎切痕が確認しやすく，十分な視野が確保できる．下顎切痕部を明示し，下顎枝外側を広く剥離する．Jストリッパーを用いて下顎枝後縁を剥離する．下顎枝内側はまず下顎切痕を確認し，そこから下顎

枝後縁に至り，下方に剥離を進め下顎小舌を露出する．われわれはここにガーゼを挿入することにより，骨切り時の顎動脈損傷を防止している．すべての剥離が終了した時点で，下顎切痕と下顎下縁にバウアーリトラクターを設置し広く視野を確保する．

2. 骨切り

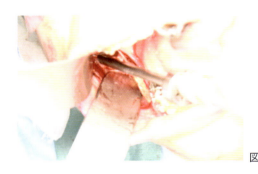

図2

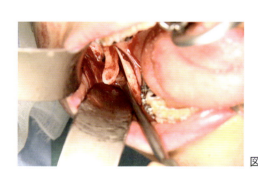

図3

下顎枝中央部で下顎枝後縁より 5–7mm 前方に（Antilingular prominence を確認して）骨切り線を設定しオッシレーティングソーを用いて軽く皮質骨に骨切り線の方向付けを行う．この時，デンタルミラーを挿入し骨切り線の下顎枝後縁との位置関係，骨切り線を延長した際の下顎切痕と下顎下縁の予想到達点を確認する．骨切り線が適切に設定できれば下方および上方に延長し舌側皮質骨を感じながら骨切りを行う．十分な骨切りが行われていれば骨は自然に分離する．分離しなければセパレータを使用することもあるが，むやみに力を加えると異常骨折をきたす可能性があるため注意が必要である．分離後，近位骨片を外側に牽引し，近位骨片に付着する内側翼突筋を剥離し十分可動性をもたせる．近位骨片はcondylar sagにより下方へ突出するため，先端を数mm レシプロケーティングソーで切除し，ラウンドバーで鋭縁を削除する．また近位骨片の先端付近にリンデマンバーで穴をあけ3–0バイクリル®を通しておく．ここまでの操作を左右で行う．

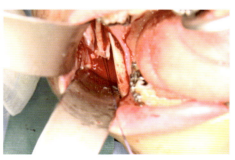

図4

3．下顎の移動

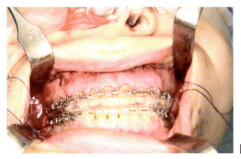

図5

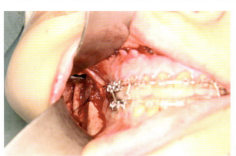

図6

　スプリントを上顎に装着し下顎骨を後方に移動し顎間固定を行う．近位骨片を遠位骨片の外側に位置させ，近位骨片が大きく外側に突出する場合は，切痕部付近の接触部の骨削合を行い，骨片を可及的に広く接触させるように調整する．近位骨片に通した 3-0 バイクリル®を下顎第二大臼歯後方の舌側骨膜に縫合し，近位骨片が遠位骨片の内側に入らないようにする．創部を生理食塩水で十分に洗浄する．

4．縫合

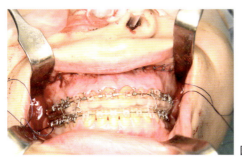

図7

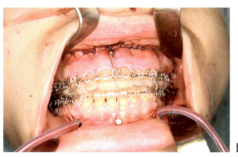

図8

　いったん顎間固定を解除し，開口がスムーズであることを確認する．下顎犬歯部付近にNo. 11 メスで歯肉を切開し，そこに持続吸引チューブを通し下顎枝外側に設置し 2-0 絹糸で固定する．下顎頭の脱臼がないことを確認し，軽く開口させた状態で創を縫合閉鎖する．咽頭パックを除去し，貯留した血液等を十分に吸引する．再度上顎にスプリントを装着し犬歯・小臼歯部で左右 1 本ずつ 0.4mm ワイヤーを用いて顎間固定を行う．さらに上下正中歯槽部に JOEL IMF スクリュー8mm あるいは 10mm を設置し，0.4mm ワイヤーで顎間固定を追加し，手術を終了する．

（真野隆充・上山吉哉）

第3章　Le Fort I 型骨切り術
（Le Fort I Osteotomy）

はじめに

　本法は，下鼻道の高さで上顎骨を水平に骨切りし，周囲組織から分離することによって，上顎骨を咬合状態が理想的な位置へと移動させる方法である．1969年に Obwegeser が応用して以来，様々な改良が加えられ，現在では信頼性の高い確立された術式となり，中顔面の顎変形に対して幅広く用いられるようになっている．一般的には，下顎骨に対する手術と共に用いられる場合が多い．

1.　準備

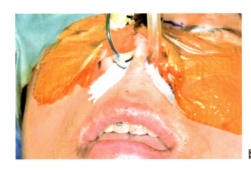

図1

　あらかじめ0.01％ボスミンガーゼを鼻腔内に挿入し，剝離時の出血を抑える工夫を行っている．

2．切開線

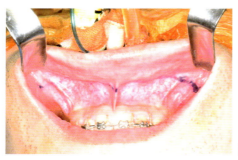

図2

　切開は歯肉頬移行部より若干口唇側に第1小臼歯遠心間程度まで，上顎口腔前庭部に平行に粘膜骨膜を切開する．

3．骨切り線の設定

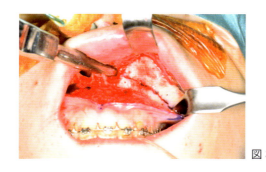

図3

　骨膜下に剥離を行い，前鼻棘，梨状口を明示する．骨切り及びプレート固定が想定される部分はしっかりと明示しておく．下鼻道粘膜は先に挿入したボスミンガーゼを除去した後，骨膜下にて上顎骨，鼻中隔軟骨より剥離する．鼻腔粘膜剥離は愛護的に行う．このとき，梨状口の上方側縁から粘膜を剥離子を用いて剥離すると容易に行うことができる．梨状口外側縁より，上顎結節後方まで骨膜下に剥離を行い，その後，トンネル状になるが，翼突上顎縫合まで逆反り鈎およびプテリゴイドマイセルを挿入できる位置まで剥離しておく．このときも，梨状口側縁と同様に上方から行うと剥離が容易になる．

4．骨切り線

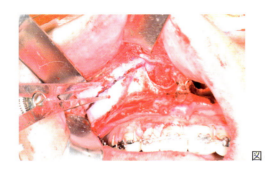

切開線はピオクタニンなどを用いて計画の位置に印記する．移動量を確認するために骨切り線を挟むように前歯部と臼歯部にそれぞれ小孔を4つ形成し長さを測定しておくと，分割後の移動量確認の指標となる．小孔がプレートの設置位置と重ならないように注意する．上顎の移動を三次元的に把握するために，階段状に骨切り線を設定することもある．

図4

5．骨切り

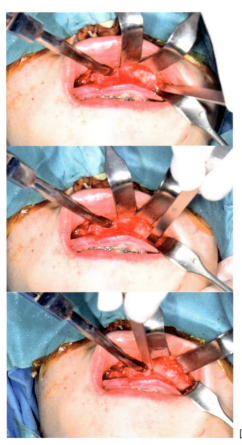

骨切りはレシプロケーティングソーにより行う．梨状口側縁から鼻腔側壁，上顎洞前側壁を経て頬骨下稜下部を超え，上顎結節後方部までの骨切りが基本である．この間，軟組織は十分に排除し，鼻腔粘膜の損傷，頬脂肪体の露出などに注意する．骨切り後は，骨ノミなどを用い軟組織を十分に排除しつつ注意深く分割する．鼻中隔，及び軟骨の分割は，鼻中隔オステオトームを用いて行うが，これも愛護的に優しい力で深く入り込まないよう注意する．その先の，咽頭後壁や，気管内チューブの損傷には十分注意する．場合により手掌で押していくくらいの感覚でも良い．最後に残った翼突上顎縫合部の切離はプテリゴイドマイセルを用いる．彎曲した刃先が確実に翼状突起と上顎結節の間に挿入されていることを確認する．この後，マイセルが翼口蓋窩（上方）に向かないよう注意して分割を行う（症例によりオッシレーティングソーを

図5

用いる場合もある）．挙上分などはこの時点で骨切りを行っておき，余剰骨片は乾燥しないよう生食ガーゼなどにくるみシャーレに入れておくと良い．後の空隙補塡に使用できる．

6．Down Fracture

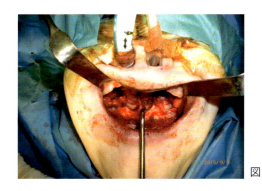
図6

骨切りが終わると，基本的には Rowe の鉗子を梨状口下底と口蓋粘膜を把持した状態で下方に押し下げ，いわゆる Down Fracture を行う．最近は，両側梨状口側縁部にセパレータを挿入し，緩徐に Down Fracture を行うことが多い．この方法を用いれば，鼻腔粘膜の損傷を比較的少なくすることができる．この後，Tessier の起子を用いて前方へ授動し，上顎の骨片が上下左右に可動することを確認する．

7．固定

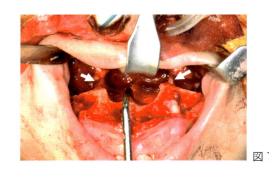
図7

Down Fracture の後，上顎骨片が術前に計画した位置に抵抗なく誘導できることを確認する．上顎を上方へ移動させる場合，下行口蓋動脈の周囲が干渉することが多い（図7，白矢印）．干渉する部分の調整は，大きな部分ではリュウエルやラウンドバーにて調整し，下行口蓋動脈周辺などの削合は，最近ではピエゾテクニックを用いて行うこともある．これらの操作は，頰骨バットレス部等に適宜，ボーンスプレッダーを設置し，ここも愛護的に視野を確保しつつ干渉部を落としていくと良い．このとき，スプレッダーは骨の薄い部分に使

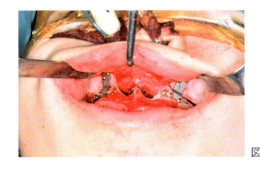

図 8

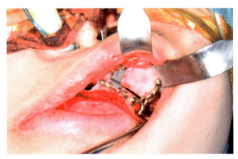

図 9

用しないよう注意する．

　骨片の調整後は，ファーストスプリントを装着して顎間固定を行い，下顎歯列を指標とし上顎の位置を決定する．左右 2 枚ずつ，計 4 枚のチタンプレート固定が基本であるが，復位システムを使用するときには，いわゆる頬骨バットレス部のプレート固定ができない．従って，まず前方の左右梨状口外側縁のバットレス部のプレート固定を行い，復位システムが障壁とならなくなった時点，すなわちファイナルスプリントを用いて下顎位が決定した後に頬骨バットレス部のプレート固定を行うこととなる．

（住田知樹・森　悦秀）

第4章　近位骨片の位置決め復位システム

はじめに

　顎関節の位置の変化，特に下顎頭の前後的な位置変化は顎矯正手術の治療の良否に影響を与える．そこで，術前に顎関節の筋骨格位で顎関節の位置を安定させる．そのため，手術のときは顎関節の位置を術前と変化させないために近位骨片の位置決め復位システムを用いている（Mori, Y., et al. J Oral Maxillofae Surg. 1995）．

1．下顎単独移動術の場合

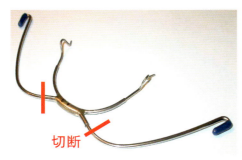

図1

　ヘッドギア用フェイスボウのアウターボウを切断する．歯列の大きさに適合したフェイスボウを選択し，ダブルバッカルチューブに抵抗なく脱着ができるように調整する．

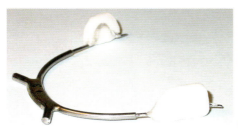

図2

　インナーボウのループの部分にレジンブロックを固定する．レジンブロックがブラケットやスプリント等に干渉しないことを口腔内にて確認する．

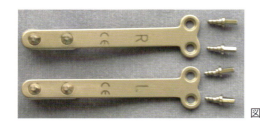

図3

ポジショニングプレート（T 型プレート）を下顎枝前縁に固定する．ポジショニングプレート前方のテフロンブロックとフェイスボウのレジンブロックが干渉せず，適度なギャップが存在するように，固定前にポジショニングプレートをベンディングしておく．

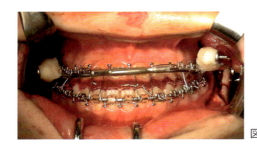

図4

両側の骨切りが終了したら（分割前），中心咬合位（中心位）にて顎間固定を行い，ポジショニングプレート前方のテフロンブロックと，インナーボウのレジンブロックの間のギャップに筆積み法にて即時重合レジンを盛り付け，両者を連結させる．

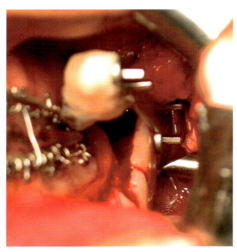

図5

レジン硬化後，ポジショニングプレート前方のテフロンブロックを固定している六角ネジを抜去し，フェイスボウとテフロンブロックがレジンを介し一体となった状態で，一旦撤去する．ポジショニングプレートは下顎枝前縁に固定したままで，以後の手術操作を行う．

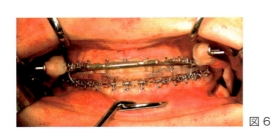

図6

分割後，遠位骨片と近位骨片の干渉を確認し，必要ならば削除して干渉を取り除き，予測される両骨片の位置関係を確認する．最終咬合位にて顎間固定を行い，一旦撤去していたフェイスボウを再装着する．干渉なく，フェイスボウとポジショニングプレートの位置関

係が再現できれば，前方の六角ネジを固定する．これにより，近位骨片は術前の状態に復位される．近位骨片が復位された状態で，両骨片間の骨接合を行う．

2.　上下顎移動術の場合

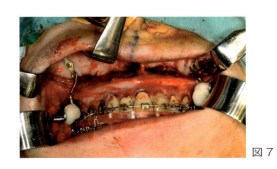

図７

　ポジショニングプレートを装着するタイミングは，両側下顎骨切り終了し（分割前），上顎剥離終了後（骨切り前）時点である．

　上顎の位置も変化するためフェイスボウは使用できない．不動点を頬骨体前面か頬骨下稜部付近に求める．ミニプレート６−８穴をベンディングして，頬骨体前面付近に適合させ，ポジショニングプレート前方のテフロンブロックとの間に適度なギャップがあるように調整する．ミニプレートとテフロンブロックのギャップに筆積み法にて即時重合レジンを盛り付け，両者を連結させる．レジン硬化後，ミニプレートとテフロンブロックがレジンを介し一体となった状態で，一旦撤去する．

　上顎 Down Fracture，プレート固定，そして下顎分割後に最終咬合位にて顎間固定を行う．再度，一旦撤去していたミニプレートとテフロンブロックを戻し，ポジショニングプレートと連結する．この際も，前述の如く，骨干渉を確認，調整後，ポジショニングプレート前方の六角ネジを固定する．これにより，近位骨片は術前の状態に復位される．近位骨片が復位された状態で，両骨片間の骨接合を行う．

（三島克章・上山吉哉）

第5章　舌縮小術

はじめに

　舌縮小術を施行する患者の明確な基準はないものの，臨床ではしばしば使用する手術である．われわれは，舌尖部の知覚の保護及び形態の再現性の高さからSchwenzer法を用いて手術を行っている．

1．舌の牽引

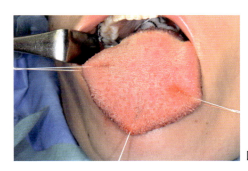
図1

　2-0の絹糸を用いて，舌尖部及び舌縁部の牽引を行う．この時，舌縁部は左右対称になるように気をつける（図1）．

2．切開線

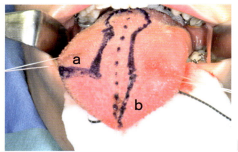

図 2

切開線は Schwenzer の方法に準じ，中央を
キーホールとし舌尖部の半分は避けるように
設定する．

　この時，a と b の長さが同じになるように
設定する（図 2）．

3．切開

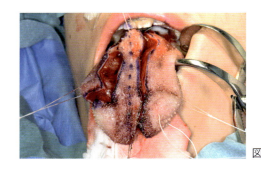

図 3

No.15 メスにて，後方は横舌筋の最下層付近
の深さ（粘膜より約 1 cm）で切除する（図 3）．

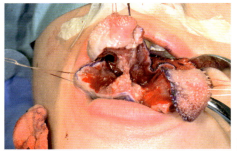

図 4

前方部は切除部位を挙上し，全層で切離す
る（図 4）．

4．止血処置

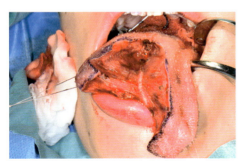

切除後に，断面からの出血を電気メスを用いて，十分に止血する（図5）．

図5

5．縫合

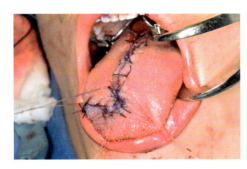

4-0吸収糸にて，筋層縫合及び粘膜縫合を行う．筋層縫合は，横舌筋の層のため2本程度とし軽めに行う（図6）．

図6

6. 舌下面の処理

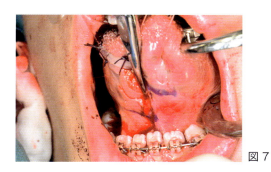

図 7

舌下面に Z 形成を行い，瘢痕拘縮の予防を行う（図 7）.

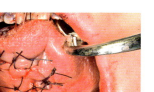

図 8

4-0 吸収糸にて縫合を行う（図 8）.

（中野旬之・中島　梓）

第3部　周術期管理

第1章　外科的矯正治療周術期管理について

1．顎矯正手術までの流れ

1）外科矯正カンファレンス

　治療開始前及び手術直前に歯科矯正科と口腔外科の主治医，担当医による合同カンファレンスを行う．治療開始前検討では主に外科的矯正治療の適応か否かを検討し，手術前検討では下顎単独手術か上下同時移動術を行うかを検討し治療プランの立案を行う．

2）自己血採血

　当院においては術中の大量出血による同種血輸血を回避する目的で貯血式自己血輸血を行っている．下顎単独手術の場合は400ml，上下顎移動術の場合は800ml の自己血採血を行う．採血当日は担当医による問診を行った上で，自己血輸血に関する説明と同意書を取得する（IC：インフォームド・コンセント）．自己血採血前には採血を行い血算，血液型，不規則抗体，感染症の有無を評価し自己血採血を施行する．採取された自己血は全血としてそのまま 4–6℃で冷蔵保存する．なお保存液には CPDA–1（citrate-phosphate-dextrose-adenine）を用いるため保存可能期間は35 日間である．また自己血採血によって引き起こされる貧血状態が術前に改善しないことがあるために手術2週間前までに自己血採血を行うように努めている．

3）術前検査

　入院日2週間以内に外来受診を行っていただき，胸部レントゲン写真，スパイロメーター，12誘導心電図，採血（血算，生化学，血液型）検査を行い，最後に看護師による入院前オリエンテーションを行う．

4）手術前回診

　入院日は手術日の 2 日前を原則としている．入院後は手術執刀医からの手術説明を行い手術における偶発症，術後の管理について十分な説明を行った後に手術同意書，委任状，輸血同意書を取得する．また手術前日には歯科麻酔科による手術前回診を行い，全身状態に問題がなければ翌日手術に臨むこととなる．

2．術直後

1）全身管理

　手術後は呼吸管理及び循環動態の管理を目的に原則として重症室での管理を行う．パルスオキシメーター及び心電図モニターを装着し，モニタリングを行う．術翌日までモニタリングを行い，異常がなければ重症室管理を終了する．

　術後は下顎の創部に携帯用持続吸引チューブを留置し，1 日 3 回の排液量測定を行い創部からの術後出血量を計測し，出血量が安定すれば抜去する．

　術後腫脹・血腫を抑制する目的で弾性包帯（バートン）を用いて頬部の圧迫を行う．装着期間は原則術後より手術翌々日までの 2 日間とする．また感染防止のために入院下にて連日創部の局所洗浄を行う．

2）栄養管理

　術後は胃管からの栄養管理を行う．胃管からの栄養管理は持続吸引チューブを抜去するまで行う．チューブ抜去後は胃管も抜去し，顎間固定中は経口流動食による栄養管理に切り替える．顎間固定解除後は軟食（全粥，七分粥，キザミ食，ミキサー食など）による経口栄養摂取を行う．

3）顎間固定

　術後 2 日が経過し，持続吸引チューブの廃液量が減少していることを確認してから持続吸引チューブを抜去し，吐き気が発現していないことを確認したのち術中に使用したサージカルスプリントを装着して顎間固定を行う．固定期間は 7 日間とし，解除後はゴム牽引を行う．また，顎間固定解除後に抜糸を行う．

（井上和也・鎌田　裕）

第2章　顎矯正手術の麻酔

1．術前評価

1）全身状態の評価

　対象となる患者は顎骨の成長が終了しており，基本的に咬合および審美的な改善に価値が見いだせる若年成人が多い．そのため，小児や高齢者で配慮しなくてはならない臓器機能とその予備力に起因する合併症は少ない．

■気道確保の困難度の評価

　顎の変形や咬合不全を訴える患者には，小顎や巨舌，唇顎口蓋裂の既往を有する症例もあり，その場合には気道困難に十分な注意が必要である．また，術後は手術侵襲や術後出血による腫脹もあり気道狭窄には注意を要する．特に下顎を後退させる術式で移動量が大きい場合には，それ自体で気道が狭くなるためより注意が必要である．
① 小下顎症の有無と程度：基本的にセファロレントゲン写真が撮影されているはずである．甲状頤間距離だけではなく，レントゲン写真で咽頭腔の状態も確認する．
② マスク適合の確認：特に著しい上顎もしくは下顎の劣成長があると適合性が悪くなりやすい．
③ 舌の大きさの確認：下顎前突症では舌が相対的に大きいことがあり，マスク換気や挿管が困難になるだけでなく，下顎を後退させる術式では術後の気道に問題を生じやすい．

2）口腔内と鼻腔の状態の確認

　鼻中隔彎曲，鼻腔狭窄など気道に関する解剖学的・機能的問題が高頻度で見られる．術前の画像検査で確認をしておく．また，口腔内に矯正装置などが装着されているかどうかを確認しておく．装着されている場合には，麻酔導入時や覚醒時，手術中の装置の脱離にも注意する．

3）麻酔科医の位置

　気道と手術野が重なるため，原則的には麻酔科医は患者の頭部に位置することが望ましい．しかし，手術術式としては，口腔内という狭い術野でドリルやマイセルなどの切削器具を使用した精密な手技が要求されるため，術者が頭側に位置することが多い．顔面・頭部に覆布がかけられ，術者が頭側にいる状態は，換気のトラブルに気づきにくいので注意する．

2．麻酔の実態

1）導入方法

　基本的に通常の急速導入で問題ない．ただし，重度の変形が見られる症例や創外固定装置が装着されている症例では，状態に応じた気道管理が必要になる．

2）気道確保

① 挿管経路
　咬合の確認が必要となるため，基本的に経鼻挿管を行う．

② 気道（挿管）チューブの固定
　顔面は滅菌布で覆われ，麻酔科医は頭部から離れることもあるので，気道チューブは脱管，屈曲，各接合部からの外れに注意，固定を行う．手術操作の妨げにならないことは当然だが，固定テープによって顔面上のマーキング部位が隠れないような配慮が必要である．

3）気管挿管の方法：経鼻挿管

a. 急速導入を開始し，意識消失後に，局所麻酔薬や血管収縮薬を含ませた綿棒を鼻腔に挿入し，鼻腔の通過性を確認し，また表面麻酔や出血軽減を図る．さらに経鼻エアウェイで狭窄部位や方向を確認する．
b. 潤滑剤を塗布したチューブを鼻腔より挿入し，先端を咽頭腔まで進める．チューブが上咽頭後壁に当たり，先端を咽頭腔まで進められない場合には無理に進めず，気管吸引用のカテーテルなどをガイドにして咽頭腔まで誘導する．

c. 開口させて，喉頭鏡で喉頭展開してチューブ先端を確認後，マギル鉗子を用いて声門へ
　と誘導し，気管挿管する．

d. チューブの深さは，頸部の伸展などにより浅くなることを想定して，1 cm 程度深めに
　固定する．

4）気管挿管の方法：特殊な挿管方法

e. 換気困難や挿管困難が予想される場合は，自発呼吸を残した状態での挿管と調節呼吸下
　の挿管の 2 つの方法を症例に応じて選択する．

f. 自発呼吸下での挿管は，十分な覚醒下で行う場合，気道は安全であるが体動や循環動態
　の変化が大きいため注意を要する．気道の安全性は劣るが，鎮静薬と鎮痛薬を組み合わ
　せて鎮静下に挿管する方法は患者の状態の評価が難しいため麻酔科医に経験と技術が要
　求される．しかし，患者のストレスは少ない．

g. 調節呼吸下挿管法は，気道は維持できているが喉頭展開が難しい場合や歯牙などに問題
　がある場合に用いられる．開口量と頸部後屈の可否により気管内視鏡，挿管用ラリンジ
　アルマスク，特殊なビデオ喉頭鏡などの挿管用補助器具を用いて挿管を行う．このよう
　な器具の取り扱いに習熟していることが必要である．

h. この手術自体は待機手術であり，緊急性はない．万が一，挿管困難や導入中の呼吸循環
　に問題が生じれば無理に挿管する必要はない．予期せぬ自体では中止や延期を検討する．

5）その他の処置

　胃液の貯留や，口腔内の出血が胃内に流れ込むことがあるので，胃チューブを挿管と反
対側の鼻腔から挿入して留置する．挿入時には胃液を吸引しておく．

6）術中管理

① 麻酔方法の選択

　乗り物酔いをする患者や若い女性患者の場合は，術後に悪心を訴えたり嘔吐することが
多い．そのためプロポフォールによる静脈麻酔を第一選択にする．症例によっては手術終
了前後に制吐剤の使用も考慮する．

② 術中合併症

a. 気道及び回路に起因した換気障害：具体的には気管チューブの抜管や屈曲，手術操作に伴う気管チューブの狭窄や切断器具による損傷，パイロットチューブの切断に伴うカフのもれによる気管への血液などの流入，気管チューブと蛇管の接合部の外れ，蛇管の術者による圧扁，屈曲，麻酔器からの外れなどがある．確実なチューブ固定と接続，継続的な監視が必要である．

b. 出血への対策

顎動脈や下歯槽動脈などからの出血が問題となることがある．患者の年齢が比較的若いことから，同種血輸血を避けることが重要になる．

■局所での対応

a) 圧迫や電気メスによる焼灼，結紮による止血操作

b) 過酸化水素水の局所投与やアドレナリンの局所注射

■全身的な対応

c) 低血圧麻酔：手術中の出血量を減少させるため，麻酔深度を深め，人為的に血圧を低下させる．過度の降圧は重要臓器の虚血をきたすので，自動調節能の下限を超えないように注意する．特に降圧薬を使用している患者では調節能が上方へシフトしているので，健康人と同程度まで降圧させることは避ける．

d) 降圧薬の使用：カルシウム拮抗剤や硝酸製剤などの血管拡張薬を用いるのが一般的である．いずれの薬剤を用いた場合でも目標値まで緩徐に投与すること，また止血確認時には復圧させることが基本である．循環血液量が不足していると血管拡張によって容易に臓器虚血が生じやすいので，十分な輸液を行う．

表 1

分　類	薬　剤　名	作用機序	投　　与　　量
Ca 拮抗薬	ニカルジピン	血管拡張	$10-30\mu g/kg$ 静脈注射 $2-10\mu g/kg/min$ で持続静脈注射
	ジルチアゼム	血管拡張 心拍数低下	10mg 静脈注射 $5-15\mu g/kg/min$ で持続静脈注射
硝酸製剤	ニトログリセリン	血管拡張	$0.5-5\mu g/kg/min$ で持続静脈注射
	ニトロプルシド	血管拡張	$0.5-3\mu g/kg/min$ で持続静脈注射
その他	プロスタグランジン E_1	血管拡張	$0.05-0.2\mu g/kg/min$ で持続静脈注射

e）自己血輸血：自己血輸血は，同種血輸血の副作用を回避できる最も安全な輸血療法である．

方法
ⓐ　貯血式自己血輸血

　手術の前に，患者の血液を採血して保存しておき，術中及び術後に返血する．血液の保存形態により，凍結保存法と液状保存法に分けられるが，通常は全血を 4-6℃で冷蔵して保存する．原則として手術の 2-3 週間前から採血を開始し，1 週間前には行わない．

ⓑ　希釈式自己血輸血

　全身麻酔導入直後から採血を開始し，それに対して代償的に輸液を行うことで患者の循環血液を希釈する．手術中の出血量の動向に応じて返血を行う．震盪させていれば血小板機能が期待できるが，常温での保存時間は 6 時間程度と考え，貯血式自己血よりも先に返血する．

ⓒ　回収式自己血輸血

　手術中または術後に，術野からの出血を回収装置（セルセーバー®）を用いて回収し，返血する．しかし，顎矯正手術では唾液なども含まれるため，原則的に回収した血液は使用できない．

7）手術後の抜管の判断

① 気道の確認
a．止血の確認：麻酔深度が浅くなり，血圧が上昇することにより術後に出血をきたすことがある．抜管前に十分に止血されていることを確認する．
b．浮腫の有無の確認：内出血や手術操作に伴う浮腫により，上気道閉塞をきたす可能性がある．必要に応じて喉頭鏡などを用いて口腔内や咽頭部の状態を有視で確認する．
c．異物の確認：矯正装置脱離や歯の脱落，嘔吐がないことを確認する．施設によっては咽頭部にパッキング・ガーゼを挿入する場合もあるので留意する．
d．抜管前に口腔内や咽頭部に貯留した唾液・血液を十分に吸引する．さらに，胃液だけではなく血液が胃内に流れ込んで貯留していることがあるので，抜管前に胃チューブから吸引する．

② 確実な覚醒
　術後の浮腫などによる気道狭窄に加えて，不十分な覚醒は舌根沈下を引き起こし，上気

道閉塞を起こすことがある．また，気管内への唾液や血液の流入を起こすことがある．そのため，筋弛緩薬の効果が消失している状況で麻酔薬の代謝や排泄を待ち，十分な覚醒後に抜管する．

③　顎間固定への対策

顎間固定は，新たな咬合関係を形成するために行うものであり，手術終了時には除去することが望ましい．しかし，症例によっては術後も継続が必要なことがある．

術後の顎間固定は，患者にストレスを与えるだけではなく，出血や嘔吐による排出障害による窒息，あるいは肺内吸引で生ずる誤嚥性肺炎の危険性も高める．嘔吐は突発的で，肺内吸引も瞬時であるため，太めの胃チューブを挿入し，嘔吐防止のための術後吸引に備え，また，制吐剤の使用も考慮する．

嘔吐や出血時には，顎間固定のワイヤーを切断するための器具（金切り鋏）を用意しておく．

顎間固定によって口呼吸が困難になること，また胃チューブが挿入されているので呼吸は片側鼻腔だけになる．そのため，鼻咽頭部の分泌物の吸引を行い，必要に応じ経鼻エアウェイを使用する．また，状態によっては気管チューブの留置も考慮する．

④　気管チューブ留置の基準
a．覚醒が不十分
b．術後出血の持続
c．咽頭部の浮腫の存在
d．（顎間固定）

3.　術後管理

1）術後悪心・嘔吐

顎矯正手術は，気道閉塞の危険性が高いため，顎間固定の有無にかかわらず悪心・嘔吐対策が重要である．

2）呼吸管理

抜管後は酸素投与，吸気の加湿を行うとともに，口腔・鼻腔の吸引を行う．また，上顎

骨の上方移動に伴う下鼻道の狭窄や，下顎骨の後方移動に伴う咽頭腔の縮小に加えて，内出血や腫脹により容易に上気道閉塞を生じる．そのため止血の確認を徹底するとともに浮腫の予防を目的とした副腎皮質ホルモン薬や経鼻エアウェイの使用，パルスオキシメーターなどを用いた連続的な呼吸管理が必要となる．

4．気管切開の適応

顎矯正手術の際，術式や極少量の麻酔薬の影響で重篤な上気道の完全閉塞を惹起する危険性がある．極めて稀ではあるが，開口障害を併発し，覚醒下での気管挿管が不可能な場合は，気管切開も考慮する．また術後の気道閉塞に対しても緊急気管切開が必要となる場合があることを認識しておく．

1）経皮的輪状甲状膜穿刺（切開）

気管切開は緊急処置ではあるが，時間が掛かり熟練を要するため，より迅速な対応が必要な際には，経皮的輪状甲状膜穿刺（切開）による気管切開法を行う．

2）経皮的気管切開

経皮的気管切開は，輪状軟骨から第 1 気管輪あるいは第 1-2・2-3 気管輪間を穿刺切開する．短頸，肥満，浮腫などにより切開部の解剖学的指標が不明瞭の場合や，気管構造物が小さい場合は注意を要する．また，仰臥位を取れない場合や，同一体位を保持できない場合も考慮する．

まとめ

顎変形症に対する上下顎の骨切り術の麻酔管理に際しては，経鼻挿管，出血，術後の気道狭窄，術後の悪心・嘔吐などへの配慮が重要である．また，術野が気道と重なるため，手術中の気管チューブから蛇管までを視野に入れた呼吸の監視が重要になる．

（一杉　岳・横山武志）

第3章　挿管チューブの固定

1．Gel の使用

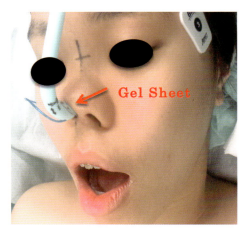

図1

左図のように，鼻孔縁の褥瘡を予防するために鼻孔縁と挿管チューブの間に Gel Sheet を装着する．

2．挿管チューブの固定

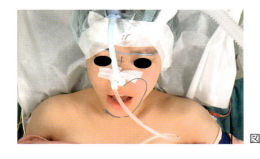

図2

挿管チューブは3M®テープで固定する．
挿管チューブの固定で，上顎の移動による鼻翼基部の拡大を防ぐ鼻のマーキングが消えていないことを確認する．また，トロッカを用いるときは，下顎角部が出ていることに注意する．

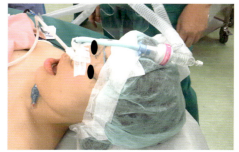

図 3

3．手術用帽子の固定

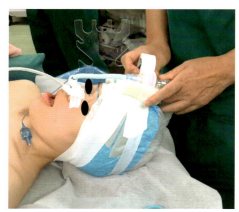

図 4

弾性テープを用いて手術用帽子を固定する．このとき，後頚部の皮膚を一部弾性テープで固定することにより，手術用の帽子が動かないようにする．また，このとき上顎の正中がずれていないかを確認するように印記した正中線が隠れていないことを確認する．

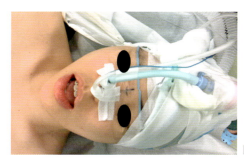

図 5

4．完成図

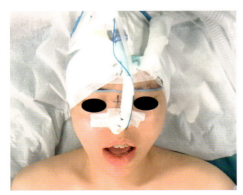

図6

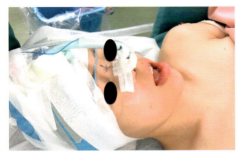

図7

上顎の正中のずれにする目安や，鼻腔底の幅の変化の目安にするマーカーがテープで隠れないように気をつける．

（田尻姿穂・安田光佑）

第 4 章　顎矯正手術後の神経障害について

1．原因

1）機械的損傷

① 手術操作による直接的な損傷，プレートによる損傷，顎骨移動による神経の牽引，圧迫
② 血腫，浮腫による神経圧迫

2）化学的損傷

炎症による神経変性，細菌感染による神経変性，血管収縮剤による虚血

2．症状

手術直後の神経症状は知覚鈍麻（Hypoesthesia）が主体である．痛みや違和感はあまりない．数週間が経過して，Hypoesthesia が改善していく一方で，徐々に痛覚過敏（Hyperalgesia），触覚過敏（Allodynia），痛くはないがピリピリするといった違和感（Paresthesia, Dysesthesia）が生じる．これらがそのまま遷延して，神経障害性疼痛（Neuropathic pain）へと発展する（図 1，神経障害の経時的変化）．

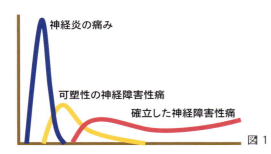

図 1

慢性期には"触っているのはわかるがピリピリして気持ちが悪い，痛い"などの Neuropathic pain 症状が主体となる．この症状の有無が患者の予後に大きく影響する．特に神経損傷から早期に Hyperalgesia, Allodynia, Dysesthesia の症状を認める場合には症状が遷延することが多い．経時的に変

化する症状を観察する.

3.　診査

　手術による機械的侵襲が最も疑われるが, 直接神経損傷を認めない場合もある. 程度の差はあれ, 高頻度で発症する. それが時間経過で治癒するかどうかの問題である. 早期の病態評価と予後不良が疑われる場合の治療介入が重要になる.

　患者自訴による健常側との比較でおおよその感覚の状態を把握する.

　あくまでも主観的なものなので, 客観的評価を行う. 特に, 触覚 (Aβ 線維), 痛覚 (Aδ, C 線維) はそれぞれ評価するべきである.

1) 定量的検査: von Frey filaments (Aβ 線維), 温度覚 (Aδ, C 線維), 触圧覚閾値 (Aβ 線維), 電流閾値検査 (Aβ, Aδ, C 線維)

2) 定性的検査: 痛みの性状

① Hypoesthesia

Decreased sensitivity to stimulation, excluding the special sense (いわゆる麻痺. 知覚低下)

② Dysesthesia

An unpleasant abnormal sensation, whether spontaneous or evoked. (痛みも含めた不快な違和感. 痛みはないが, なんとなくチクチクする, ピリピリする)

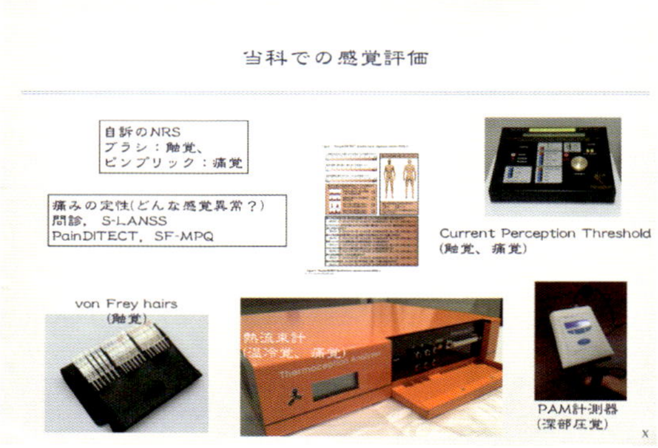

③ Paresthesia

An abnormal sensation, whether

図 2

spontaneous or evoked. (自発的, 誘発される違和感. 快, 不快を問わない)

④ Allodynia

Pain due to a stimulus that does not normally provokes pain. (痛み感覚: 本来痛くない刺激　歯ブラシ, 接触など＝非侵害刺激で痛くなる)

⑤ Hyperalgesia

Increased pain from a stimulus that normally provokes pain. (痛み感覚: 本来痛い刺激　熱いコーヒー, 冷たいジュースなど＝侵害刺激で余計に痛くなる)

定量的検査は感覚の検査であり，痛みの評価ではないので，閾値が回復しているからといって，患者の症状が改善しているとは限らない．痛みがある場合には以下の質問票を用いて評価する．

① S-LANSS

神経障害性疼痛と侵害受容性疼痛を判別するスクリーニングツール

② PainDETECT

ドイツで開発された疼痛疾患における神経障害性疼痛要素の可能性を予測するスクリーニングツール

③ MPQ（McGill-Melzack Pain Questionaire）マクギル疼痛検査表

マクギル大学 Melzack が 1975 年に開発した，痛みを評価するための質問票．

特に慢性期の神経障害性疼痛には情動の影響は否定できない．その評価としては

SDS（Self-rating Depression Scale）うつの評価

STAI（State-Trait Anxiety Inventory）不安の評価

HADS（Hospital Anxiety-Depression Scales）うつと不安の評価

POMS（Profile of Mood States）緊張・抑うつ・怒り・活気・疲労・混乱の評価．性格傾向と一時的な気分・感情を評価する

TAS-20（Toronto Alexithymia Scale）失感情症の評価

MMPI（Minnesota Multiphasic Personality Inventory）人格検査の中で最も利用度が高い

など，多面的な評価を用いて対応する．

4．治療

知覚鈍麻に対する神経修復を促す急性期と固定した神経障害性疼痛，違和感に対する慢性期と治療方策が異なる．重要なのは，経時的に変化する神経症状を適切に評価して対応することである。

1）急性期―円滑な神経修復を目指す

① 薬物療法

ビタミン B_{12}，E 製剤

ATP 製剤

Ca チャンネル $\alpha 2\delta$ リガンド阻害薬（プレガバリン，ガバペン）

② 神経ブロック

　交感神経ブロック（星状神経節ブロック：SGB）は早期の開始に効果がある（図3）.

③ そのほか

　光線療法，イオントフォレーシス，鍼灸，東洋医学

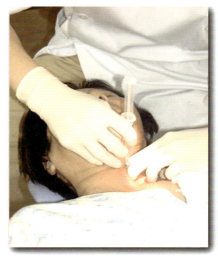
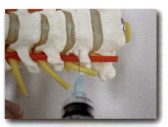
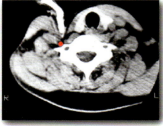

左：実施の様子
右上：第六頚椎横突起に針先を当てて固定する
右下：CT画像

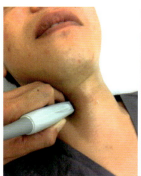
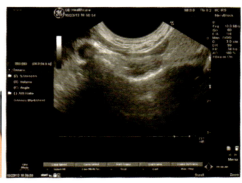

図3

近年はエコー下ブロックが適応されて安全性，確実性が向上した．しかし致死的合併症もあるために，十分な注意と準備が必要である．

2）慢性期―神経障害性疼痛の対症的な治療

① 薬物療法

　抗うつ薬（特に三環系抗うつ薬，デュロキセチン）

　Caチャンネルα2δリガンド阻害薬（プレガバリン，ガバペン）

　オピオイド

　神経障害性疼痛の治療第一選択は三環系抗うつ薬およびプレガバリンである．

② 神経ブロック

　交感神経ブロック（星状神経節ブロック：SGB）

　ただし交感神経依存性疼痛（SMP）が疑われる症例に対して行われる．

③ 認知行動療法

　マインドフルネス

④ そのほか

　光線療法，イオントフォレーシス，鍼灸，東洋医学

（坂本英治・横山武志）

第4部　症例報告

症例１　上気道シミュレーションを用いて鼻腔通気状態を評価した，上下顎歯列の狭窄を認めた症例

患者：７歳，女児

主訴：下顎切歯の歯並びが気になる

既往歴：鼻閉

家族歴：特記事項なし

現病歴：５歳時より当科で定期管理を行っていたが，前歯部交換に伴い歯並びが気になるようになり，咬合誘導初診となった．

現症：上下顎歯列の狭窄，下顎前歯部の叢生を認め，臼歯関係は右側Ｉ級，左側はややⅡ級であり，上顎正中は右方に１mm偏位，下顎は左方に３mm偏位していた（図１，２）．

検査所見：SNA 82°，SNB 79°，上下顎の歯列幅径が–1SD以下で，下顎のディスクレパンシーは–7.3mmであった（図３，４）．

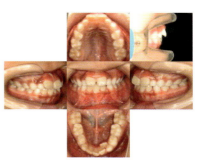

図１　初診時の口腔内写真

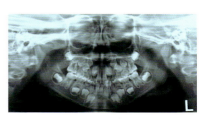

図２　パノラマＸ線写真
歯数の異常は認められない．上下顎ともにスペース不足が予想される．

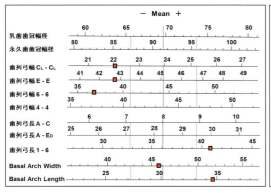
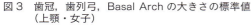

図３　歯冠，歯列弓，Basal Arch の大きさの標準値
（上顎・女子）

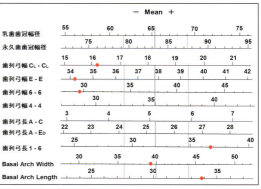

図４　歯冠，歯列弓，Basal Arch の大きさの標準値
（下顎・女子）

診断：上下顎歯列の狭窄および下顎前歯部の叢生を伴った Skeltal Class Ｉ症例

治療方針：

① 下顎を先行してバイヘリックスにて側方拡大

② 上顎側方急速拡大（RME）にて拡大

③ セクショナルアーチにて上下顎前歯の配列

治療：下顎はバイヘリックスにて4mm，上顎はRME
にて5mm拡大し，セクショナルアーチにて上下顎前歯
を配列した．下顎前歯部の叢生は残存しているが，経過
観察中である（図5，6）．

考察：近年の報告では，RMEによる上顎側方拡大は鼻腔
通気障害も改善することが示唆されている．この効果は
小児期の閉塞性睡眠時無呼吸症候群（OSAS）の治療に役
立つ可能性があり，さらには小児期に適切な顎顔面形態
を獲得することによって，上顎狭窄などに由来する成人
期のOSASを予防することにつながると考えられている．

　本症例では特にOSAS症状は自覚していなかったが，
治療前後におけるCTデータを用いて三次元モデルを構
築し，RMEによる鼻腔通気状態への影響および上気道
全体に及ぼす影響について流体シミュレーションを用い
て検討した．その結果，RMEによって鼻腔通気状態は
改善し（図7），さらには吸気時に生じる咽頭気道部の陰
圧が有意に軽減していた（図8）．つ
まりRMEによる鼻腔通気状態の改善
は，全く別の部位である咽頭気道の
過剰な収縮も防ぎ，OSASの症状改
善および将来的なOSAS発症の予防
も期待できると考えられた．

　しかし，現在OSASの治療として
の上顎側方拡大は研究途中であり結
論はでていない．咬合を無視した過
剰な上顎骨の拡大によるトラブルも
報告されている．OSAS治療のため
の適応症例や拡大量を決定するため
の診断基準には未だ不明な点が多く，
RMEを小児OSASに対する1つの普
遍的治療法とみなすには時期尚早で
あると考える．歯列弓は年齢ととも
に変化し，性別・人種によってもそ

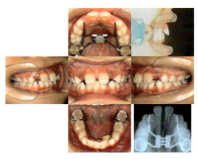

図5　治療開始2ヶ月後

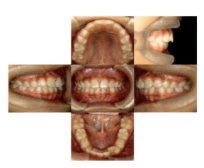

図6　保定中

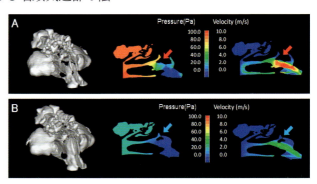

図7　上顎急速拡大による鼻腔通気状態の変化
A：拡大前（左：鼻腔3Dモデル，中央，右：鼻腔流体シミュレーション）
鼻腔に圧力変化と高速部位を認め（赤矢印），鼻腔通気障害を認める．
B：拡大後（左：鼻腔3Dモデル，中央，右：鼻腔流体シミュレーション）
鼻腔通気障害が改善したことがわかる（青矢印）．

の形態は異なる．今後，このような
形態の違いや，治療効果との関連に
ついて，さらなる検討が望まれる．

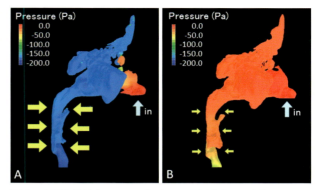

図8　上顎急速拡大による吸気時の咽頭気道陰圧の変化
A：拡大前（吸気時の流体シミュレーション）咽頭気道部に大きな陰圧
を認め，同部が狭窄しやすいことがわかる（黄矢印）．
B：拡大後（吸気時の流体シミュレーション）咽頭気道陰圧が軽減し，同
部の狭窄が生じにくくなっていることがわかる（黄矢印）．

（菅　北斗・岩崎智憲）

症例 2　上顎骨前方部骨延長術（MASDO）を RED システムを用いて施行した口唇口蓋裂症例

患者：18 歳，男性

主訴：咀嚼，審美障害

既往歴：特記事項なし

家族歴：特記事項なし

現病歴：生下時より両側性唇顎口蓋裂を認め，口唇形成術，口蓋形成術の他，8 歳時に口唇外鼻修正術，11 歳時に顎裂部腸骨移植術を施行された．4 歳時より矯正学的管理を行っており，6 歳時に側方拡大，12 歳時よりマルチブラケットによる動的治療が行われた．18 歳時に手術適応とのことで口腔外科を紹介された．

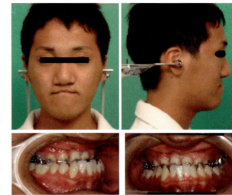

図1　初診時の顔貌と口腔内写真
著明な下顎前突と中顔面の陥凹感，上唇高の短縮を認めた．

現症：両側性唇顎口蓋裂に伴う鼻変形と上唇の瘢痕を認め，中顔面の陥凹感，上唇高の短縮を伴っていた．両側上顎側切歯は欠損し，オーバージェット –11mm，オーバーバイト +5mm．臼歯関係は両側 class III，犬歯関係も両側 class III であった（図1）．また，軽度の声門破裂音と口蓋化構音を認めた．

検査所見：SNA 65.4°，SNB 72.4°，ANB ° –7.0 と著明な上顎の後退を認めたが下顎の位置もやや後退位であった．また，発音時の側方セファログラムでは軟口蓋先端は咽頭後壁に接しており，鼻息鏡では軽微な呼気の漏出を認めた．内視鏡的には機能時の鼻咽腔閉鎖が確認できた．

診断：上顎後退症を伴う両側性唇顎口蓋裂
ボーダーラインの鼻咽腔閉鎖機能

治療方針：

① 上顎骨の前下方移動（13mm，3mm）
※鼻咽腔閉鎖機能のさらなる悪化を防ぐために上顎の骨切りは前方部のみとし 76 ┘ 間，└ 56 間での分割を行う（図2）

② 上下顎間関係の改善が不十分な場合は下顎枝矢状分割術を行う

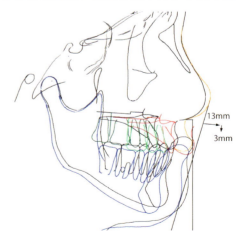

図2　手術計画
ANS は 13mm 前方，3mm 下方移動，下顎は上顎にあわせて 3mm の下方移動を計画した．

治療：上記診断にてまず上顎にマルチブラケットを装着し配列を開始し，76 ┘ 間，└ 56

間の骨切り幅を確保した後に上顎前方部骨切り術および延長器装着術を行った．骨切り線は梨状孔側縁では high Le Fort I 型骨切りに準じて高めに設定した（図3）．歯を牽引のアンカーにすると挺出あるいは脱臼のリスクがあるため牽引装置はミニプレートを用いて骨にアンカーを求めた（図4）．口蓋裂症例の骨延長では瘢痕部の延長抵抗が強いことから，鼻腔側組織に減張切開を加えた．

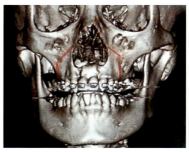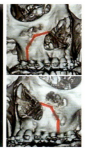

図3　設定した骨切り線
上顎の骨切りは前方部のみとし，後方は76⌐間，⌐56間での分割を行い，梨状孔側縁では high Le Fort I 型骨切りに準じて高めに設定した．

　術後7日間の待機期間をおき，1日1mm（朝夕0.5mm）ずつ延長を行った．ハローフレーム装着に伴う明らかな合併症は認めず，食事や洗髪も可能であった．14日間の延長を行い，延長終了後7日目（骨切り術後21日目）に延長器除去術およびミニプレートによる骨片固定術を施行した．予定よりも臼歯部が下方に，前歯部が上方に位置していたため，手術の際に顎間固定および徒手的移動により骨片の位置を微調整してから固定した（図5）．

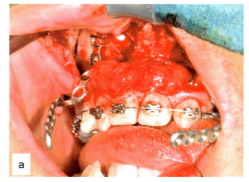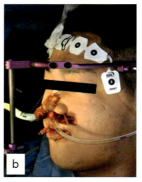

図4　延長器装着
a：牽引装置はミニプレートを用いて骨にアンカーを求めた．
b：ドレープを除去しハローフレームを装着した．

　術後は良好な顔貌と顎間関係が得られ，患者の満足度も良好である（図6）．下顎の骨切り術は不要と判断したが，今後は口唇外鼻修正術を予定している．

考察：口唇口蓋裂に伴う上顎の劣成長に対する外科的治療としては，一期的な上顎骨骨切り術，骨延長術，下顎後方移動によるカモフラージュ手術等が考えられる．しかし，口唇裂・口蓋裂に対する複数回の手術後であり，軟組織の瘢痕が強く組織量も少ない場合は骨延長術を選択することも多い．

　骨切り線としては Le Fort I 型骨切り線で上顎骨全体を移動させる方法と歯列の途中に骨切り線を設定し上顎骨を部分的に移動（MASDO）させる方法があるが，軟口蓋の前方牽引による鼻咽腔閉鎖機能の悪化のリスクを考慮すると MASDO のメリットは大きい．

　口内デバイスによる MASDO は報告例も多く有用な方法であるが，装置装着後の延長方

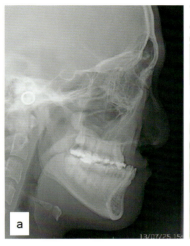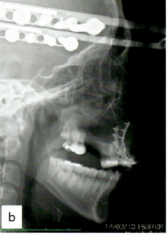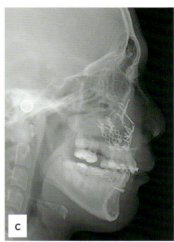

図 5　術前後の側方セファログラム
上顎前歯の被蓋改善と良好な側方プロファイルが得られた.
a：術前
b：延長終了時
c：ミニプレート固定後

向の変更が困難であり，近年はデバ
イスの入手も困難であることからわ
れわれは RED システムを採用してい
る．長い入院期間やフレームの煩わ
しさ，手術を 2 回行うというデメリッ
トはあるものの，比較的予知性の高
い優れたシステムであると考えてい
る．

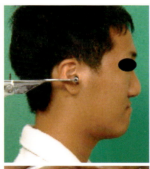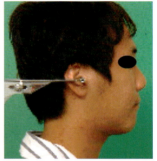
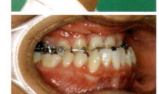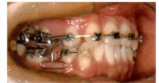

図 6　術前後の顔貌と口腔内写真
咬合は改善し良好な顔貌と顎間関係が得られた.

（山田朋弘・寺尾文恵）

症例3　Treacher-Collins 症候群に伴う小下顎症に起因する舌根沈下と呼吸障害に対し下顎骨延長を施行した症例

患者：3歳，男児

主訴：呼吸障害，口蓋の裂

既往歴：Treacher-Collins 症候群，上気道閉塞（気管切開），肺炎

家族歴：特記事項なし

現病歴：在胎40週で出生し，生下時より呼吸障害を認め当院NICUに搬送された．上気道閉塞の診断にて同日気管切開術を施行され，以後気管切開での呼吸管理となった．小児科医師より顎顔面の形態異常と口蓋裂の存在を指摘され，口腔外科を紹介された．

現症：身長 88cm，体重 12.6kg．気管カニューレ装着中で呼吸状態は安定していたが，喀痰量は多めであった．耳介の低位と頬骨部の低形成，小下顎を認め，オーバーバイトは +2mm，オーバージェットは +6mm と咬合は下顎後方位であった（図1）．また，軟口蓋から硬口蓋1/2程度にいたる裂を認めた．

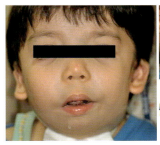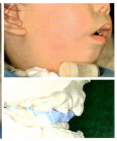

図1　初診時の顔貌と口腔内写真
著明な下顎後退と頬骨部の低形成を認め，気管切開で呼吸管理がなされていた．

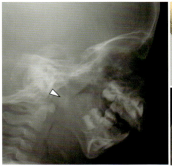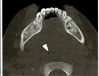

図2　初診時の側方X線写真とCT画像
著明な小下顎と舌根部の後方偏位を認め，舌根のレベルでは気道はほぼ閉塞していた．

検査所見：側方X線写真では下顎骨体部および下顎枝は小さく，舌根部は咽頭後壁に接しているのが認められた．CTでは両側頬骨弓の欠損と下顎頭の低形成を認め，舌根のレベルでは気道はほぼ閉塞していた（図2）．

診断：口蓋裂および小下顎症を伴う Treacher-Collins 症候群

　　　小下顎症に起因する舌根沈下と気道閉塞

治療方針：

① 下顎骨の骨延長（前方に15mm程度）

※延長方向が下方になり開咬を生じるようであれば，オトガイを反時計回りに回転させて固定する（図3）．本治療により，一旦反対咬合を目指す．

② 気管切開からの離脱

③ 口蓋形成術

④ 言語訓練，歯科矯正治療

治療：上記診断にてまず全身麻酔下に下顎角部での骨切り術と延長器の装着を行った（図4）．下顎下縁から1横指下を約2.5cm切開し，platysma下の深頸筋膜浅層下で剥離し下顎骨にアプローチした．第一大臼歯の遠心から超音波骨切削装置（VarioSurg®）にて骨切りを行い，延長器をスクリューにて固定した．延長器はMartin社製の創内型延長器であるZurich Pediatric Ramus Coverleaf designを用いた．一旦延長器を外して骨を分割し，再度延長器を装着した．

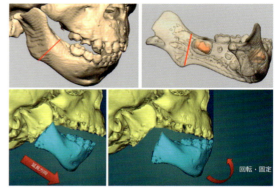

図3　手術計画
前方への15mm程度の延長を予定し，延長方向が下方になり開咬を生じるようであれば，オトガイを反時計回りに回転させて固定することとした．

下顎および頬部の大きさから15mm長しか装着できなかったため，延長終了後に気道拡大量を評価した．反対咬合になる程度まで延長はできたものの気道は5mm程度の拡大であり，25mm長のものに付け替えを行った（2回目の全身麻酔）．最終的に下顎下縁で25mm延長させ，完全に反対咬合になったが，上縁の延長量はそれより少なく，オトガイの回転操作は不要となり，アクチベータの切断のみ行い（3回目の全身麻酔）退院とした（図5）．

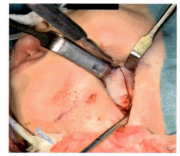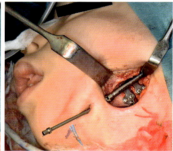

図4　術中所見
顎下部切開から下顎骨にアプローチし，超音波骨切削装置にて下顎角部に骨切りを行った．

延長終了後3ヶ月を経過した時点でCTで延長部の骨化と1cm以上の気道拡大が確認できた（図6）ため，延長器の除去と口蓋形成術を行った（4回目の全身麻酔）．気管切開カニューレの抜去に関しては，小児科医および耳鼻科医と協議しながら時期を検討していく予定である．

考察：RobinシークエンスやTreacher-Collins症候群等の先天的な小下顎症に起因する乳幼児期の呼吸困難に対しては，重症例の場合は応急的には気管切開が適応となる．しかし，その後のQOLを考慮すると気管切開からの離脱が望まれ，下顎骨延長が奏功することが多く報告されている．

本症例では口蓋裂を伴っていたが，術後の構音訓練のためには気管切開からの離脱が必要である．そこで下顎骨延長を優先させたが，オトガイの前方移動により画像的には気道

は十分開通した．術後の気道トラブルを避ける目的で口蓋形成術も気管切開離脱前に行ったが，その後まもなくスピーチタイプのカニューレに移行し言語訓練は可能となった．

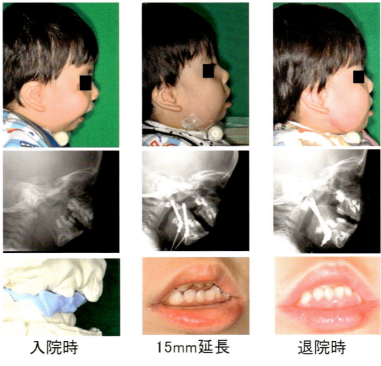

入院時　　　　　15mm延長　　　　退院時

図5　延長による顔貌，X 線，咬合の変化
最終的に下顎下縁で 25mm 延長させ完全に反対咬合になったが，上縁の延長量はそれより少なく，オトガイの回転操作は不要であった．

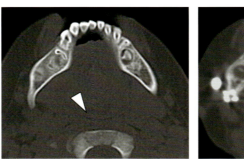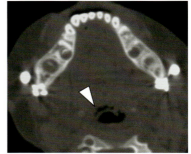

図6　延長前後での CT 像の変化（左：術前，右：延長後 3ヶ月）
延長部は骨化し，1cm 以上の気道拡大が観察された．

（山田朋弘・森　悦秀）

症例４　上顎４分割を併用した上下顎骨切り術を施行した骨格性開咬症

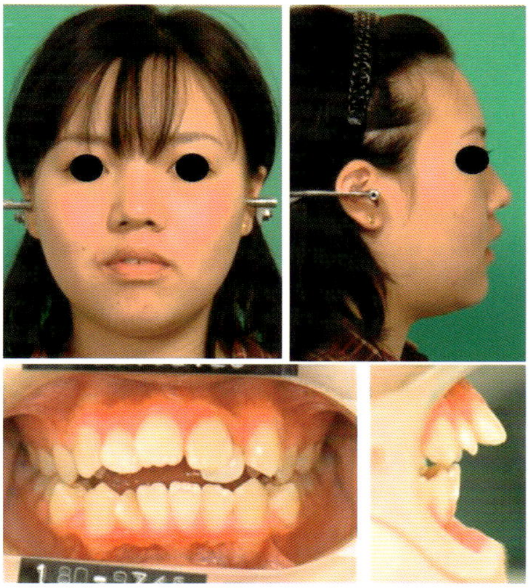

患者：23歳，女性

主訴：咀嚼，審美障害

既往歴：特記事項なし

家族歴：母親および妹が上顎前突症

現病歴：8歳時に上顎の前突感が気になり，近歯科医院にてヘッドギア等での治療を受けるも改善を認めず治療を中断していた．16歳時に治療の再開を希望し当院矯正科を受診した．

現症：オーバージェット +9mm，オーバーバイト -3mm．上下顎ともに叢生を認め，臼歯関係は両側 class II，犬歯関係は右側 class I，左側 class II であり，口唇閉鎖不全を伴っていた（図1）．

検査所見：SNA 79.6°，SNB 74.2°，ANB 5.4°，U1 to FH 126.9°と著明な上顎前歯の唇側傾斜と

図1　初診時の顔貌と口腔内写真
著明な上顎前歯の唇側傾斜と叢生，口唇の閉鎖不全を認めた．

軽度の上顎前突および下顎後退を認めた．また，両側中・側切歯の歯根吸収を認めた．

診断：下顎後退症を伴う骨格性開咬症

治療方針：

①5⌐5および4⌐4抜歯の上，叢生を改善

② 上顎 Le Fort I 型骨切り術による上顎の傾斜改善，下顎枝矢状分割術による下顎の前方移動（図2）

※上顎の唇側傾斜が著明であり，上顎の配列は2面形成とし43⌐間，⌐34間での分割を行う

治療：成長観察を含む術前矯正治療を約5年間施行し，23歳時に上下顎骨切り術を行った．

　上顎のカントや非対称は認めず上顎臼歯部の上方および前方移動が必要であったが，前歯部は歯軸を内側に傾斜させる必要があり，上顎34間での分割が必要であった．さらに臼歯部の上方移動が必要であり，下行口蓋動

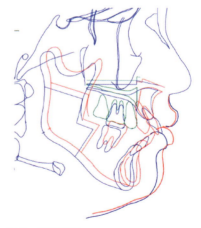

図2　手術計画
ANS は3mm 前方1mm 下方移動，上顎臼歯部は 3mm 上方移動，下顎は 5mm の前方移動を計画した．

脈の損傷を確実に避けるために馬蹄形の骨切り線を採用し，上顎4分割の上下顎骨切り術を計画した（図3）．

　上顎を Down Fracture した後に 4
分割し，骨片を移動後に顎内固定が
必要となるのでスプリントが必要で
あるが，その際に一旦装着したスプ
リントは外すと位置がずれてしまう
ことから，そのままファイナルスプ
リントとなるよう設計した．上顎骨
全体の位置決めを行う，いわゆる
ファーストスプリントはファイナル
スプリントその上に乗せる形で作製
した（図 4）．

　上顎の骨片を固定した後は下顎枝
矢状分割術を通法通り行い，上顎の
咬合面にあわせる形で 5mm の前方移
動，3mm の前方移動を行った位置で
骨片固定を行った．

　術後は良好な顔貌と咬合が得られ，
口唇閉鎖も容易になったと患者の満
足度も良好である（図 5，6）．

考察：上顎骨切り術における骨片の
位置決めには，通常われわれはダブ
ルスプリント法を用いている．他に
はフェイスボウ・トランスファー法
や直接計測法など，いくつかの方法
があるが，精度や再現性と簡便性を
兼ね備えた方法はない．今回のスプ
リント重ね合わせによる方法では，術
中の操作は簡便であり，上顎骨内お
よび上下顎の位置関係においては十
分な精度を有していると思われた．し
かしながら上顎骨全体の矢状面での
位置決めにおいての精度はやや粗い
可能性が考えられたことから，今後
はロボット技術等を応用した高精度

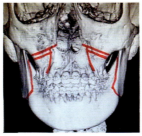
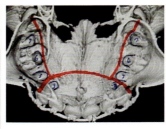

図 3　設定した骨切り線
上顎は臼歯部に馬蹄型のラインを設定し 4 分割とした．

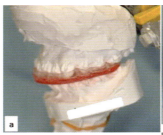
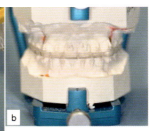
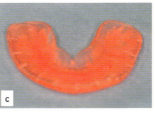
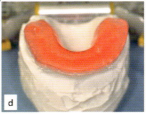

図 4　使用したスプリント
a，d：ファイナルスプリントにファーストスプリントを重ねた状態．b：
ファイナルスプリントを介在させた最終咬合．c：ファイナルスプリン
トへの嵌合部を印記させたファーストスプリント．ワイヤーが通る部位
に溝を形成しておく．

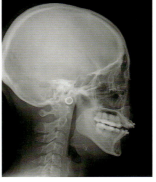
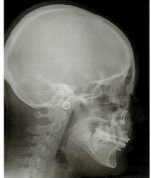

図 5　術前後の側方セファログラム
上顎前歯の傾斜改善と良好な側方プロファイルが得られた．

で簡便な位置決め方法の開発が望ま
れる.

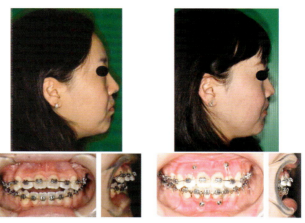

図6　術前後の顔貌と口腔内写真
咬合は改善し，良好な側方プロファイルとともに口唇周囲の筋緊張の改
善が得られた.

（山田朋弘・野口健志）

執筆者一覧

（所属は 2017 年 3 月のもの）

編著者

上山　吉哉　　山口大学大学院医学系研究科　上皮情報解析医科学講座　歯科口腔外科学分野

森　　悦秀　　九州大学大学院歯学研究院　口腔顎顔面病態学講座　口腔顎顔面外科学分野

（以下，五十音順）

井上　和也　　九州大学大学院歯学研究院　口腔顎顔面病態学講座　口腔顎顔面外科学分野

岩崎　智憲　　鹿児島大学大学院医歯学総合研究科　小児歯科学分野

鎌田　　裕　　九州大学大学院歯学研究院　口腔顎顔面病態学講座　口腔顎顔面外科学分野

熊丸　　渉　　九州大学大学院歯学研究院　口腔顎顔面病態学講座　口腔顎顔面外科学分野

坂本　英治　　九州大学大学院歯学研究院　口腔顎顔面病態学講座　歯科麻酔学分野

菅　　北斗　　鹿児島大学大学院医歯学総合研究科　小児歯科学分野

杉山　悟郎　　九州大学大学院歯学研究院　口腔顎顔面病態学講座　口腔顎顔面外科学分野

住田　知樹　　九州大学大学院歯学研究院　口腔顎顔面病態学講座　口腔顎顔面外科学分野

高橋　一郎　　九州大学大学院歯学研究院　口腔保健推進学講座　歯科矯正学分野

田尻　姿穂　　九州大学大学院歯学研究院　口腔顎顔面病態学講座　口腔顎顔面外科学分野

寺尾　文恵　　九州大学大学院歯学研究院　口腔保健推進学講座　歯科矯正学分野

中島　　梓　　九州大学大学院歯学研究院　口腔顎顔面病態学講座　口腔顎顔面外科学分野

中野　旬之　　九州大学大学院歯学研究院　口腔顎顔面病態学講座　口腔顎顔面外科学分野

野口　健志　　九州大学大学院歯学研究院　口腔保健推進学講座　歯科矯正学分野

春山　直人　　九州大学大学院歯学研究院　口腔保健推進学講座　歯科矯正学分野

一杉　　岳　　九州大学大学院歯学研究院　口腔顎顔面病態学講座　歯科麻酔学分野

真野　隆充　　山口大学大学院医学系研究科　上皮情報解析医科学講座　歯科口腔外科学分野

三島　克章　　山口大学大学院医学系研究科　上皮情報解析医科学講座　歯科口腔外科学分野

宮脇雄一郎　　みやわき矯正歯科クリニック

安田　光佑　　九州大学大学院歯学研究院　口腔顎顔面病態学講座　口腔顎顔面外科学分野

山田　朋弘　　九州大学大学院歯学研究院　口腔顎顔面病態学講座　口腔顎顔面外科学分野

横山　武志　　九州大学大学院歯学研究院　口腔顎顔面病態学講座　歯科麻酔学分野

<ruby>外<rt>げ</rt></ruby><ruby>科<rt>か</rt></ruby><ruby>的<rt>てき</rt></ruby><ruby>矯<rt>きょう</rt></ruby><ruby>正<rt>せい</rt></ruby>治<ruby>療<rt>ちりょう</rt></ruby>カラーアトラス

2017 年 9 月 20 日　初版発行

編著者　　上　口　吉　哉
　　　　　森　　　悦　秀

発行者　　五十川　直　行

発行所　　一般財団法人　九州大学出版会
　　　　　〒814-0001　福岡市早良区百道浜3-8-34
　　　　　九州大学産学官連携イノベーションプラザ305
　　　　　電話　092-833-9150
　　　　　URL　http://kup.or.jp/
　　　　　印刷・製本／城島印刷株式会社

ISBN978-4-7985-0214-4